NOUVEAUX ESSAIS

DES VAPORISATIONS D'INFUSION D'EUCALYPTUS

DANS LA DIPHTHÉRIE

PAR LE Dr BONAMY.

En 1885, je relatais ici 6 cas d'angine diphthéritique, avec ou sans croup, traités par les vapeurs d'infusion d'eucalyptus globulus. Les résultats obtenus m'avaient paru satisfaisants. Chargé de nouveau, durant le semestre d'été 1886, du service des pavillons d'isolement de Saint-Jacques, j'ai pu reprendre ces essais. En voici le compte-rendu :

Les 7 premières observations ont été recueillies par M. Guimbretière, mon interne.

OBSERVATION I.

(Croup. — Trachéotomie. — Guérison.)

Carré (Alphonsine), 4 ans 1/2, entrée le 5 juin 1886, sortie le 7 juillet 1886.

Antécédents.

A eu la rougeole cet hiver. Avait une angine couenneuse depuis 10 ou 12 jours. Hier, l'enfant éprouve de la difficulté pour respirer et ce matin on nous l'envoie avec le diagnostic croup.

Cette petite fille a toujours été maladive depuis sa naissance.

On a fait vomir la malade plusieus fois hier soir et ce matin.

Etat de la malade à la première visite.

La petite malade éprouve de la difficulté pour respirer : elle a du tirage. La toux est rauque, quinteuse. Les ganglions sous-maxillaires du côté droit sont gonflés.

La gorge est rouge et présente quelques fausses membranes isolées.

Les amygdales sont gonflées et rouges, mais ne présentent pas de fausses membranes.

La voix n'est pas enrouée ni voilée.

Auscultation : On entend des râles sibilants et muqueux des deux côtés de la poitrine.

T. s. 39º,2 ; P. 120.

TRAITEMENT. — Potion au chlorate de potasse, vins de quinquina et de Champagne, badigeonnage, vaporisation d'eucalyptus dans la salle.

5 juin. — Soir, 5 heures. — L'enfant respire mieux. Prend bien sa potion au chlorate, mais refuse le vin de quinquina. La salle est pleine de vapeurs d'eucalyptus.

Soir, 8 heures. — L'enfant a beaucoup de difficulté pour respirer. Le tirage est plus prononcé. L'enfant cherche toutes les positions possibles pour faciliter l'acte respiratoire. La suffocation augmente. On demande un chirurgien à l'Hôtel-Dieu.

Soir, 9 heures. — Une crise suffocante survient et fait craindre que l'enfant ne succombe avant l'arrivée du chirurgien.

Soir, 9 heures 1/2. — M. Raingeard pratique la trachéotomie. Quelques fausses membranes sortent après l'introduction de la canule et font douter du succès de l'opération. On allume 2 vaporisateurs qui lancent les vapeurs d'eucalyptus autour du lit. L'enfant est inondée tellement la vapeur est condensée.

L'enfant respire mieux. Après chaque secousse de toux, des mucosités s'échappent par la canule.

Minuit. — L'enfant dort entre les intervalles de toux. La respiration n'est point gênée. Elle prend bien le vin de champagne qu'on lui donne.

6. — Matin, 3 heures. — L'enfant est bien. La canule contient des fausses membranes ramollies, presque dissoutes. Depuis l'opération la salle est remplie par les fumigations d'essence de térébenthine et de goudron et par des pulvérisations d'eucalyptus.

Matin, 10 heures. — On supprime les fumigations d'essence et de goudron qu'on remplace par des vaporisations d'eucalyptus et de teinture de benjoin.

L'enfant va bien. Pas de fièvre.

Soir, 4 heures. — L'enfant prend bien son lait et son champagne. Les fausses membranes paraissent plus épaisses. La salle ne contient plus de vapeurs d'eucalyptus depuis une heure.

Soir, 8 heures. — T. 39° ; P. 128. L'enfant paraît fatiguée. Un peu de diarrhée.

7. — Matin. — T. m. 37°,2 ; P. 80. L'enfant a dormi cette nuit. Ce matin elle a l'air moins fatigué. Les fausses membranes deviennent plus épaisses et sont collées sur la canule ; les vapeurs n'existent plus depuis quelques heures, on en produit de nouvelles immédiatement. On trouve encore quelques râles à gauche, mais moins qu'hier.

T. s. 37°,7 ; P. 120. On augmente les vapeurs.

8. — T. m. 36°,8 ; P. 110. L'enfant a dormi cette nuit. Elle prend bien ses potions et ses aliments. Auscultation. On ne trouve plus de râles.

T. s. 37° ; P. 80. L'enfant s'amuse.

9. — T. m. 36°,2 ; P. 70. Elle a bien passé la nuit. Les fausses membranes ont l'apparence de mucosités bronchiques.

T. s. 37°,4 ; P. 90.

10. — T. m. 36°,9. Elle a eu une bonne nuit. N'a pas été à la selle depuis 3 jours. Langue rouge, sèche. Quelques râles ronflants des deux côtés.

T. s. 38°,5. Pouls petit. Peau chaude. Potion à l'acétate d'ammoniaque. Quinine.

11. — T. m. 36°,9. Nuit bonne. Purgatif léger.

T. s. 37°,2. L'enfant paraît bien. Cherche à s'amuser.

12. — T. m. 36°,8. Nuit bonne.

T. s. 37°,3. L'enfant va bien.

13. — T. m. 36°,4. Les mucosités qui s'échappent de la canule sont tellement diffluentes qu'elles sont projetées au loin lorsque l'enfant tousse.

14. — T. m. 36°,3. Enlèvement de la canule. Rien de particulier à signaler.

T. s. 37°,3.

15. — Auscultation. Rien. L'enfant respire bien et s'amuse.

16. — L'incision de la trachéotomie est presque fermée. Pas de râles.

17. — L'enfant mange bien. Se lève dans la journée.

18. — L'incision est complètement fermée. L'enfant est bien.

*

19. — La petite fille ne tousse plus. Elle a repris ses habitudes ordinaires.

20. — L'enfant entre en convalescence.

7 juillet. — Exéat. Guérison.

OBSERVATION II.

Carré (Élisabeth), 5 ans 1/2, sœur de la précédente.

Entrée le 24 juin 1886.

Sortie le 16 juillet 1886.

Antécédents.

Hier soir, cette petite fille éprouvait un peu de malaise, mais ne se plaignait point de la gorge.

Ce matin, ses parents s'aperçoivent qu'elle a de la fièvre et consultent M. le Dr Bossis qui, après examen, envoie l'enfant aux baraquements avec diagnostic d'angine diphthérique.

La sœur de cette petite fille est actuellement en traitement aux baraquements pour croup opéré.

État de la malade.

Les ganglions sous-maxillaires sont engorgés et douloureux.

La gorge est rouge, les amygdales gonflées. Une couche de fausses membranes blanchâtres siège sur le sommet de l'amygdale gauche. Après un badigeonnage, l'enfant crache plusieurs fausses membranes d'aspect jaunâtre.

La toux n'est point rauque, ni la voix enrouée.

Auscultation : rien d'anormal.

T. s. 40º; P. 130. Peau chaude.

TRAITEMENT. — Potion au chlorate de potasse, vin de quinquina, badigeonnage au jus de citron, vapeurs d'eucalyptus.

25. — T. m. 37º,4; P. 100.

T. s. 38º,1.

26. — T. m. 37º,5; P. 78.

T. s. 38º,4.

27. — T. m. 38º,9. Quinine.

T. s. 40º,3. Vomissement. Un peu de diarrhée.

28. — T. m. 37º,4; P. 84. Amygdale droite présente une fausse membrane.

T. s. 38º. Auscultation : rien.

29. — T. s. 37º,1. Quelques râles ronflants disséminés des deux côtés. Les amygdales présentent un aspect grisâtre.

T. s. 39º,2.

30. — T. m. 38º. P. 112.

T. s. 39º,4.

1er juillet. — T. m. 37º,1.

T. s. 38º,2. La petite malade va un peu mieux.

2 juillet. — T. m. 36º,5.

T. s. 38º,2.

3. — T. m. 37º,2. Respiration est bonne. Gorge va mieux.

T. s. 37º,9.

4. — T. m. 37º. La gorge est presque nettoyée.

6. — La malade est bien. Elle se lève.

7. — Nasonnement assez prononcé.

9. — Pellicules jaunâtres sur le voile du palais et la luette. La paralysie du voile du palais s'accentue.

10. — Malade est bien.

14. — Malade est guérie. Il ne reste plus que le nasonnement.

16. — Exeat.

OBSERVATION III.

(Croup. — Trachéotomie. — Mort.)

Sauvaget (Célestine), 7 ans.

Entrée le 6 juillet 1886.

Morte le 15 juillet 1886.

Antécédents.

Malade depuis 5 à 6 jours ; mais le mal de gorge ne s'est montré qu'aujourd'hui. M. le Dr Lacambre nous l'envoie avec le diagnostic d'angine et de laryngite diphthériques.

Dans l'école Saint-Félix, que fréquente cette petite fille, il est mort plusieurs enfants du croup depuis une quinzaine de jours.

État de la malade à la première visite.

Les ganglions sous-maxillaires sont légèrement engorgés à droite, mais pas douloureux.

La toux est rauque, la voie couverte.

Pas de tirage, la respiration se fait bien.

A l'examen de la gorge, on constate des fausses membranes blanchâtres, qui recouvrent les deux amygdales et le pharynx.

Après un badigeonnage, les fausses membranes se détachent assez facilement.

Auscultation : respiration normale.

T. s. 38º,7 ; P. 120. Peau chaude.

TRAITEMENT. — Potion au chlorate de potasse, vin de quinquina, badigeonnage au jus de citron, vaporisation d'eucalyptus.

7 juillet. — T. m. 38º,9 ; P. 116. La malade prend bien ses potions. N'a pas dormi cette nuit. Eprouve de la difficulté pour déglutir. Céphalalgie intense. Crache des fausses membranes jaunâtres. Dyspnée assez prononcée. Auscultation. Pas de râles.

T. s. 38º,9. Pouls fréquent. Le tirage est assez marqué.

8. — T. m. 37º,4 ; P. 100. N'a pas dormi cette nuit. Toux rauque, voix éteinte, moins de tirage. Il n'y a qu'une amygdale où siège encore des fausses membranes. A eu un accès de suffocation vers 4 heures ce matin. Respiration bonne.

T. s. 39º,1. Dyspnée augmente. Tirage sus-sternal plus prononcé. On ne remarque point de fausses membranes dans la gorge. C'est depuis 4 heures que la difficulté pour respirer augmente.

Soir, 8 heures. — Tirage très accentué. L'enfant cherche toutes les positions possibles pour mieux respirer. Voix complètement éteinte. La petite malade paraît très fatiguée. On demande un chirurgien pour la trachéotomie.

Minuit. — Trachéotomie est faite. Il sort par l'ouverture de la trachée une fausse membrane tubulée d'une longueur d'un centimètre. L'enfant respire mieux.

9. — Matin, 3 heures. — L'enfant a un peu dormi. En nettoyant la canule, on remarque que les fausses membranes sont assez cohérentes.

Matin, 8 heures. — T. 38º,6. L'enfant a dormi et paraît moins fatiguée.

Matin, 10 heures. — P. 116. Auscultation. Pas de râles. L'air pénètre bien dans les poumons.

Soir. — T. 39°. L'enfant a dormi dans la journée. Les mucosités sortent avec facilité par la canule à chaque secousse de toux.

10. — T. m. 37°,6 ; P. 100. A bien dormi cette nuit. Prend bien ses aliments et ses potions. Les fausses membranes qui sortent par la canule sont ramollies.

T. s. 39°,2. Se plaint d'avoir mal aux dents. La gorge et la joue gauche paraissent un peu gonflées.

Soir, 7 heures. — L'emphysème du cou est bien accusé.

11. — T. m. 37°,3. L'emphysème du cou et de la poitrine augmente.

T. s. 39°,1. Crépitation gazeuse caractérisant l'emphysème bien nette.

12. — T. m. 37°,1. — T. s. 37°8. L'emphysème du cou et de la poitrine a été recouvert par du collodion. Au menton, la rougeur apparaît et fait craindre une complication phlegmoneuse. On donne le sulfate de quinine.

13 juillet. — T. m. 38,°1. A vomi plusieurs fois cette nuit. L'emphysème se transforme en œdème, il a diminué du côté de la poitrine pour augmenter du côté de la joue droite. La rougeur siège toujours sur le menton et autour du cou. Quelques phlyctènes autour de l'incision.

T. s. 37°,7. N'a pas vomi depuis qu'elle a pris sa potion au bicarbonate de soude. L'œdème n'a pas augmenté. Friction à l'onguent mercuriel. Sueurs au front et à la joue. Potion au perchlorure de fer.

14. — T. m. 36°,9. Enlèvement de la canule vers 9 heures du matin. Vers 1 heure du soir, l'enfant devient violacé sous l'influence d'un accès de suffocation ; on est obligé de replacer la canule. Le menton et les joues, de même que le cou, sont durs et rouges.

T. s. 37°,2. La malade respire bien maintenant avec sa canule.

15. — T. m. 36°,6. La malade a rendu un ascaride lombricoïde ce matin par la bouche. Le gonflement de la joue gauche est plus prononcé. A été à la selle sous l'effet d'un lavement : ses selles étaient noirâtres.

Soir, 4 heures (contre-visite). — L'enfant est assez bien, ses mains sont froides ; une bouillotte réchauffe ses pieds. La canule est vide. Le gonflement du cou persiste toujours aussi dur quoiqu'il paraisse se ramollir par endroits.

Soir, 6 heures 1/2. — On vient prévenir que l'enfant mourait. A notre arrivée, la petite malade avait cessé de vivre. La canule est vide. La trachée n'est point obstruée. Le visage est jaune pâle.

Autopsie. — La trachée, les bronches et les divisions bronchiques ne présentent aucune trace de fausses membranes ni de mucosités.

Quelques tubercules miliaires disséminés à la périphérie des poumons. Œdème de la partie antérieure du thorax et du cou.

On conclut à une mort par empoisonnement diphthéritique.

OBSERVATION IV.

Maurisse (Marie), 16 ans, domestique, entrée le 22 avril 1886, sortie le 30 avril 1886.

Antécédents.

Malade depuis 8 jours. Elle a eu d'abord mal à la gorge, est allée consulter un médecin qui a ordonné des gargarismes et de la quinine ; la malade dit n'avoir pas eu la fièvre. Au bout de 4 jours le mal de gorge était passé, mais lundi dernier, la malade est allée au lavoir et le mal est revenu. Elle ne connaît personne dans son voisinage qui soit atteint de croup ou d'angine. Envoyée avec le diagnostic d'angine diphtéritique.

Etat de la malade à la première visite.

Examen de la gorge. — On remarque une fausse membrane blanchâtre sur l'amygdale gauche. Le reste de la gorge est rouge, mais il n'y a pas de fausses membranes.

Les ganglions sous-maxillaires sont engorgés, surtout ceux du côté gauche. La malade n'a pas d'appétit. La langue est sale.

Etat général bon.

Après un badigeonnage, la fausse membrane disparaît.

Auscultation : Rien à signaler.

T. s. 36°,9 ; P. 80.

TRAITEMENT. — Potion au chlorate de potasse, badigeonnages au jus de citron, toniques, vaporisations d'eucalyptus dans la salle.

23 avril. — T. m. 36° ; P. 76. La malade a craché un peu de sang hier soir.

Soir. — Pas de fièvre. Pas de fausses membranes apparentes. L'arrière-gorge a un aspect blanchâtre.

Ganglions sous-maxillaires moins gonflés.

24. — Malade est bien. Une légère plaque blanche siège sur l'amygdale gauche.

25. — Même état.

26. — Malade guérie.

27, 28. — Va bien.

30. — Exeat.

OBSERVATION V.

Stévan (Marie), 38 ans, blanchisseuse, entrée le 13 mai 1886, sortie le 22 mai 1886.

Antécédents.

Malaise depuis 7 à 8 jours. Mal de gorge depuis 3 jours. Fièvré ces jours passés. Ne connaît personne dans son voisinage qui soit atteint de croup ou d'angine. Envoyée de la consultation avec le diagnostic d'angine diphtéritique.

Etat de la malade à la première visite.

A l'examen de la gorge, on remarque une plaque jaunâtre sur l'amygdale droite. L'amygdale gauche est rouge, tuméfiée. L'arrière-gorge est rouge. Les ganglions sous-maxillaires ne sont point engorgés ; la malade dit qu'avant-hier le côté droit du cou lui faisait un peu de mal ; aujourd'hui, pas de douleur.

Son enfant est à l'Hôtel-Dieu pour une maladie des yeux ; il tousse un peu, nous dit-elle, mais n'a point une toux enrouée.

La malade a la conjonctive de l'œil droit injectée, son œil pleure beaucoup ; le matin, les paupières sont aglutinées.

Elle tousse un peu.

Les fausses membranes se détachent assez facilement après un badigeonnage.

Auscultation : Rien.

T. s. 37º,2 ; P. 76.

TRAITEMENT. — Potion au chlorate, gargarismes, badigeonnages, vaporisations d'eucalyptus, toniques.

14 mai. — T. m. 37º,3. La malade est mieux de la gorge.

Soir. — Pas de fièvre.

15. — La gorge est mieux. Pas de fausses membranes sur l'amygdale.

16. — Les fausses membranes diminuent.

17. — La conjonctivite s'améliore.

18. — Son enfant, atteint de croup, nous arrive aux baraquements le matin ; il succombe au bout de quelques heures.

19. — La malade n'a plus qu'un point blanc sur l'amygdale.

20. — Plus rien sur l'amygdale. Guérison.

22. — Exeat. Partie malgré le médecin.

OBSERVATION VI.

Rogent (Benjamin), 17 ans, cordonnier, orphelin des hospices à Arthon, entré le 13 avril 1886, sorti le 5 mai 1886.

Antécédents.

Dans la nuit du 10 au 11 avril, ce jeune homme se trouve un peu gêné pour avaler sa salive. Le lendemain, il ne peut manger. La nuit dernière, il ne peut dormir. Ce matin, le médecin d'Arthon nous l'envoie avec le diagnostic d'angine. Il y a en ce moment plusieurs cas d'angine à Arthon. Le fils de son patron est actuellement atteint d'angine.

Etat du malade à la première visite.

Les ganglions sous-maxillaires, surtout du côté droit, sont engorgés et douloureux. A l'examen de la gorge, on remarque des fausses membranes jaunâtres sur les amygdales et l'arrière-gorge. La luette est rouge, tuméfiée, de même que les piliers du voile du palais. Après l'enlèvement des fausses membranes, l'amygdale est rouge, mais pas saignante : la fausse membrane se détache facilement, elle est peu adhérente et assez mince.

A l'auscultation, on ne trouve rien d'anormal ; le malade respire facilement ; il ne se trouve gêné que pour déglutir.

Il se plaint de céphalalgie, de bourdonnements d'oreille et de douleur dans la région lombaire.

Il va librement à la selle.

T. s. 39º,5 ; P. 102.

TRAITEMENT. — Ordonné un vomitif, potion au chlorate de potasse, badigeonnages, gargarismes, toniques, vapeurs d'eucalyptus.

14 avril. — T. m. 39º,1 ; P. 90. On remarque un point blanc en arrière de la luette.

T. s. 39º,9 ; P. 112. La gorge est rouge. Peu de fausses membranes.

Les ganglions tuméfiés sont moins douloureux. Céphalalgie moins vive. Les bourdonnements d'oreille persistent.

15. — T. m. 39°,3 ; P. 102. Des fausses membranes couvrent les amygdales.

T. s. 40° ; P. 116. L'amygdale droite et le fond de la gorge sont recouverts par des fausses membranes. On les enlève après plusieurs badigeonnages. Le malade s'est levé dans l'après-midi sous l'influence d'un peu de délire.

Auscultation : Rien à signaler.

16. — T. m. 38°,5 ; P. 96. L'intumescence du cou est plus prononcée. Le malade se plaint d'être plus gêné de la respiration. On remarque peu de fausses membranes à l'examen de la gorge, mais le malade en montre de superbes qu'il a rejetées après un badigeonnage. Il a dormi un peu cette nuit.

T. s. 38°,8 ; P. 112. Le côté gauche de la gorge est plus gonflé, le côté droit diminue.

17. — T. m. 37°,9 ; P. 88. Le malade se plaint moins de la gorge ; cependant après chaque badigeonnage, il rejette beaucoup de fausses membranes, se plaint du ventre qui est dur et sensible à la pression. A eu quelques épistaxis cette nuit.

T. s. 38°,3 ; P. 96. Le malade va mieux.

18. — T. m. 36°,9.

Soir. — Pas de fièvre. Le malade va de mieux en mieux.

19. — Malade va bien.

20. — Malade va bien. Plus de fausses membranes. Il dort et mange bien.

21, 22, 23, 24, 25, 26. — Malade va bien.

27. — Se plaint d'avoir mal aux reins.

28. — Manque d'appétit. Purgatif.

29. — Il a craché un peu de sang.

30. — Malade va bien.

5 mai. — Exeat.

OBSERVATION VII.

(Croup. — Trachéotomie. — Mort.)

Hamon (Eugénie), 5 ans 1/2, entrée le 20 juin 1886, morte le 22 juin 1886.

Antécédents.

Vomissement il y a 8 jours. Se plaignait du ventre. Purgatif. Le 18 elle se plaignait encore du ventre. Le 19 mal de gorge arrive. M. le D^r O'Neill visite l'enfant et reconnaît une angine. Aujourd'hui le croup se déclare et M. O'Neill nous l'envoie pour être opérée.

État de la malade à la première visite.

L'enfant nous arrive à 9 heures du soir. Elle éprouve beaucoup de difficulté pour respirer. Le tirage sus-sternal est très prononcé ainsi que le tirage sternal. La toux est rauque. La voix éteinte. Les ganglions sont peu engorgés, mais l'intumescence du cou est assez accusée.

On demande immédiatement un chirurgien à l'Hôtel-Dieu.

M. le Dr Montfort pratique l'opération à 10 heures 1/2.

Plusieurs fausses membranes de grande dimension sont arrachées de la trachée avant d'introduire la canule. Il s'échappe quelques fausses membranes peu volumineuses par la canule et beaucoup de mucosités bronchiques.

On fait des vaporisations en masse d'eucalyptus.

L'enfant prend bien le vin de champagne et le lait. Elle respire maintenant avec facilité. De temps en temps il survient des secousses de toux qui expulsent des mucosités assez diffluentes.

21 juin. — T. m. 39o,1 ; P. 80. L'enfant a peu dormi cette nuit, entre les intervalles de toux. Ce matin elle paraît assez bien.

Tempérament nerveux.

Auscultation : Pas de râles.

T. s. 39o,4. Se plaint du ventre. Diarrhée très abondante. Elle respire bien, mais paraît très fatiguée. Elle vomit des fausses membranes de temps en temps. Par la canule il en sort qui sont dissoutes. Potion bismuth et quinine.

22. — Matin. — L'enfant a bien respiré jusque vers 3 heures ce matin. Mais, à partir de ce moment, les vaporisations ont été négligées. Vers 4 heures on s'aperçoit que l'enfant est plus gênée pour respirer.

A 4 heures 1/2 l'enfant asphyxiait.

On applique des sinapismes aux cuisses et aux jambes. Les vapeurs d'eucalyptus qu'on venait de produire étant très claires, sont augmentées et rendues aussi denses que possible autour de l'enfant. A l'auscultation on constate que l'air ne pénètre qu'avec peine à travers les petites bronches. La canule est vide, aucune mucosité ne se présente pour sortir. La petite malade a de temps en temps des accès de suffocation qui font craindre une fin prochaine. Les lèvres sont violacées, cependant le visage n'est pas encore cyanosé. Elle s'accroche aux bords du lit, se relève subitement et cherche toutes les positions possibles pour respirer. On entend l'air pénétrer par la canule jusqu'aux grosses bronches. Cet air est sec, vibrant. On inonde l'enfant de vapeurs d'eucalyptus. Jusqu'à 7 heures l'enfant lutte avec énergie contre la mort.

A 7 heures 1/2 on commence à entendre des râles humides dans les grosses bronches. A ce moment on plonge la barbe d'une plume le plus loin possible dans la trachée et on retire quelques mucosités, puis un effort de toux lance dans la canule une fausse membrane coagulée qu'on retire avec des pinces. L'enfant paraît mieux respirer. Cependant le tirage est encore très accusé. Elle vomit quelques fausses membranes.

Matin, 8 heures. — Une nouvelle fausse membrane ramollie se présente dans la canule et en est retirée. La respiration s'améliore sensiblement.

9 heures. — La respiration se fait mieux, mais l'enfant est très fatiguée.

10 heures. — L'enfant est abattue. La diarrhée, qui a persisté jusque vers 3 heures ce matin, n'a pas reparu depuis ce moment-là.

A l'auscultation on entend des râles humides en grande abondance. On prescrit une potion à l'acétate d'ammoniaque et de la teinture d'iode sur le dos.

Les bras sont anesthésiés.

Midi. — On vient prévenir que l'enfant allait plus mal.

Les lèvres sont violacées, le visage est pâle, les extrémités froides, les yeux se voilent. Des mucosités liquides sortent par la canule lorsque l'enfant déglutit.

A une heure l'enfant s'éteint.

L'autopsie n'a pas été faite.

Les deux observations suivantes se rapportent à des malades de la ville :

OBSERVATION VIII.

B... (Anne-Marie), 10 ans, présentait, le 12 octobre 1885, une tache bien nette sur une des amygdales, avec engorgement ganglionnaire de ce côté et fièvre vive.

Les jours suivants, cette plaque s'étendait à la luette et à l'amygdale opposée ; puis survinrent de l'aphonie et de la dyspnée.

M. le Dr Montfort et moi, nous prescrivîmes les toniques, les badigeonnages au jus de citron, la potion au chlorate de potasse, puis des vaporisations continuelles d'infusion d'eucalyptus.

A la fin d'octobre l'enfant entrait en convalescence ; mais celle-ci fut marquée par une faiblesse visuelle assez prononcée pour lui rendre la lecture et l'écriture presque impossibles.

OBSERVATION IX.

(Croup. — Trachéotomie. — Guérison.)

Le 18 mars 1886, j'étais appelé près du jeune G..., âgé de 4 ans, encore convalescent d'une fièvre typhoïde assez légère.

Je constatai de la fièvre, une température élevée ; à l'inspection de la gorge, l'existence de plaques jaunâtres épaisses sur les deux amygdales et le voile du palais, un engorgement très marqué des deux côtés.

Prescriptions : Toniques ; chlorate de potasse ; badigeonnages au jus de citron. Vaporisations d'infusion d'eucalyptus.

Le 19. — M. le professeur Heurtaux voit l'enfant en consultation avec moi et confirme mon diagnostic d'angine diphtéritique. Même traitement.

Le 20. — Fièvre de plus en plus intense, légère dyspnée. Les fausses membranes disparaissent sous l'influence des badigeonnages, mais se reproduisent presque aussitôt.

Le 21. — En présence de la dyspnée croissante, de l'aphonie à peu près complète, nous faisons transporter l'enfant dans une chambre très petite et parfaitement close ; nous ordonnons que tous les quarts d'heure, nuit et jour, une infusion bouillante de feuilles d'eucalyptus y soit versée dans des vases présentant une large surface d'évaporation. Une température constante de 21° à 22° est maintenue dans la pièce dont l'atmosphère ne tarde pas à être saturée des vapeurs balsamiques au point que l'eau ruisselle sur la tapisserie et les vitres.

Le 22. — Peu de changement dans l'état du petit malade.

Dans la nuit du 22 au 23, premiers accès de suffocation qui se reproduisirent dans la journée du 23 et la nuit du 23 au 24.

Le 24. — MM. les professeurs Heurtaux et Montfort constataient avec moi une dyspnée très intense, de violents accès de suffocation ; le pouls était petit, inégal, la face cyanosée, l'asphyxie était imminente. La constatation de râles muqueux perçus à l'auscultation témoignait de l'envahissement des bronches. Pourtant nous nous décidâmes à recourir à la trachéotomie qui fut pratiquée par M. le Dr Heurtaux.

Un soulagement immédiat suivit l'opération, et le soir même, l'enfant souriait et commençait à s'amuser.

Les suites de l'opération furent des plus simples, grâce au milieu de vapeurs antiseptiques dans lequel le petit malade continua de vivre.

Le 10 avril. — La canule fut enlevée. Lors de la convalescence, l'enfant ne présenta qu'une paralysie du voile du palais passagère.

RÉFLEXIONS. — Ces 9 nouveaux cas de diphthérie se subdivisent ainsi :

5 angines diphthéritiques ; toutes guéries.
4 angines et laryngites diphthéritiques (opérées) ; 2 décès.

Je ferai remarquer que les 2 décès sont ceux de 2 enfants qui nous furent envoyés, une fois la période toxique commencée (observations III et VII). Le sujet de l'observation VII était malade depuis 8 jours, quand il nous arriva, et pourtant l'opération amena une amélioration qui persista tant que les vaporisations d'eucalyptus furent faites d'une façon régulière ; l'aggravation du mal succéda à leur interruption, et je ne puis voir là qu'une simple coïncidence. Quant à la petite malade de l'observation III, elle présentait déjà une intoxication avancée lors de l'opération, témoin cet emphysème avec œdème consécutif. Notons, du reste, que les fausses membranes, très évidentes au début, avaient totalement disparu à l'autopsie. Par opposition à ces cas, nous voyons le sujet de l'observation II résister à l'empoisonnement, malgré la longue durée et les retours de la maladie.

Cette diversité dans la gravité des cas ne donne-t-elle pas à penser que tout le danger réside dans une aptitude parti-

culière présentée par certains sujets à fabriquer des leucomaïnes (ce poison tout intrinsèque), sous l'influence du
microbe quelconque ? Ainsi s'expliquerait comment dans
d'autres épidémies (choléra, fièvre typhoïde, par exemple)
le même mal détermine des effets si différents, suivant les
individus ; comment, à côté de diarrhées anodines, de fièvres
bénignes, s'observent des choléras foudroyants, des dothi-
nentéries rapidement mortelles ; comment aussi sous l'influence
de certaines conditions morbides générales (l'impaludisme
entre autres) favorables à la genèse des leucomaïnes, peut-être
par suite du fonctionnement anormal du foie et de la rate,
les épidémies sévissent plus ici qu'ailleurs, plus à tel moment
qu'à tel autre.

D'où l'urgence de recourir à l'antisepsie, même dans les
cas les plus bénins, susceptibles d'intoxication toujours plus
facile à prévenir qu'à enrayer ; en prévision aussi d'un contage
pouvant s'exercer sur des sujets moins tolérants, plus consen-
tants à l'acte morbide, comme le dit Chauffard. Mais revenons
à nos malades. Chez tous, le traitement médical consista en :
1° applications de jus de citron sur les plaques pseudo-
membraneuses ; 2° potions au chlorate de potasse ; 3° toniques : tels que, Champagne, vin de quinquina, café, lait, etc. ;
tous moyens répondant à ces indications bien formelles :
détruire ou détacher les fausses membranes, relever les forces
des malades.

Quant à la troisième indication : combattre l'élément infec-
tieux, elle était remplie par les vaporisations d'infusion
d'eucalyptus, additionnée ou non de teinture de benjoin ;
et c'est là le point sur lequel je vais insister. Mais un mot
d'abord du mode d'emploi de ces vaporisations et de leur
action dissolvante sur la fausse membrane.

Nous employons 60 grammes de feuilles d'eucalyptus
globulus par litre d'eau bouillante. A l'hôpital, ces vapeurs

étaient obtenues à l'aide du pulvérisateur à vapeur, qui, dans
le principe, ne fonctionnait qu'à intervalles plus ou moins
rapprochés, mais qui, en dernier lieu, fonctionnait sans interruption. En ville, nous faisions disposer dans la chambre
(très petite et hermétiquement close) des vases à large surface, dans lesquels l'infusion bouillante devait être renou-
velée tous les quarts d'heure. L'important est d'obtenir rapidement des vapeurs suffisantes pour saturer l'atmosphère de
la chambre : saturation qui détermine une sorte de buée et
fait ruisseler l'eau sur les parois de la pièce, dont la température doit être maintenue de 18° à 22°. Grâce à ces vapeurs
chaudes, à odeur balsamique pénétrante, un mieux-être
évident se traduit chez les malades ; l'expulsion de mucosités
ne tarde pas à remplacer celle des fausses membranes. Les
exsudats fibrineux se fondent, et ces membranes épaisses,
adhérentes de tout-à-l'heure ne consistent plus bientôt qu'en
un deliquium jaunâtre se détachant facilement par les efforts
de la toux, à la production de laquelle ces vapeurs ne sont
pas non plus étrangères. Y a-t-il interruption dans le fonctionnement du pulvérisateur, aussitôt les exsudats reprennent
de la consistance et la dyspnée redouble. Ces vapeurs pénètrent
dans le larynx et les bronches où l'absorption est très rapide
et le plus intense ; ce qui se conçoit quand on songe à la
grande surface de l'arbre respiratoire, à la minceur de son
épithélium et à sa grande vascularité. En outre, elles s'élimi-
nent, comme les essences balsamiques, par cette même
surface, dont elles modifient la vitalité. Car, d'une part, à
propos de l'eucalyptus, dissous dans la vaseline et employé
en injections hypodermiques, le professeur Dujardin-Beaumetz
signale l'odeur désagréable persistante de l'haleine, ce qui
prouve bien l'élimination de cette substance par le poumon.
D'autre part, comme les hydro-carbures (naphte, pétrole, etc.)
l'eucalyptus et son essence oxygénée sont de puissants modi-

ficateurs des voies respiratoires (Gubler). En raison donc de
ces particularités de la plante en question, l'existence de
fausses membranes, au-dessous du larynx, ne semble plus
devoir être une contre-indication aussi formelle à la trachéotomie, cumme le prouvent les observations I et IX.

Nous venons de voir agir les vapeurs condensées d'eucalyptus comme dissolvantes de la fausse membrane ; leurs
propriétés antiseptiques ne sont pas moins évidentes.

En effet, Bouchardat (v. *Bulletin de thérapeutique*, t. 105)
affirme que les feuilles d'eucalyptus ne donnent pas lieu
comme les autres plantes au poison des marais ; ces feuilles
contenant des essences qui détruisent la vitalité de ce
ferment. De son côté, M. le professeur Pécholier, de Mont-
pellier, considère l'eucalyptus comme une substance très
antiseptique. D'autre part, M. le professeur Bucquoy a cons-
taté, sous l'influence de cette myrtacée, la disparition presque
immédiate de l'odeur si caractéristique de l'haleine, chez les
individus atteints de gangrène pulmonaire. Je signalerai
enfin, à l'appui de l'action antiseptique des vapeurs d'eucalyptus, ce fait que, depuis leur emploi, je n'ai eu jusqu'ici à
enregistrer aucun cas de contagion, tant en ville qu'aux
pavillons d'isolement où les succès s'expliquent pourtant, en
grande partie, par les soins assidus des personnes qui, nuit et
jour, veillent les petits opérés et malades.

En résumé, en joignant à ces 9 cas nouveaux de diphthérie
les 6 que j'ai publiés en 1885, nous avons un total de
15 diphthéries, dont 3 décès. Je pourrais rapprocher de ces
résultats ceux de mon collègue Barthélemy, qui me succéda
en 1885, dans le service des baraquements et qui, avec un
traitement basé sur les mêmes principes, obtint 11 guérisons sur
17 cas dont 11 avec croup. (V. *Journal de Médecine de l'Ouest*,
1885.)

J'ajouterai que le Dʳ O'Neill, dans un grand nombre de cas,

dont un opéré avec succès par notre collègue le professeur Montfort, me disait avoir retiré de grands avantages de l'emploi des vapeurs en question.

Mes 15 cas de diphthéries se répartissent ainsi :

5 angines diphthéritiques ; toutes guéries.

10 angines et laryngites diphthéritiques (dont 8 opérées) ; 3 décès.

Ce résultat de 5 guéris sur 8 opérés est encourageant et plaide bien en faveur de l'intervention chirurgicale ; mais non moins, ce me semble, en faveur du traitement médical concomitant, puisque, comme nous le rappelait le Dr Barthélemy, les statistiques publiées en France, en Angleterre et en Allemagne, donnent 1 guérison sur 3, 4 ou 5 opérés, d'après d'Espine et Picot.

Je n'ai pas joint à ces observations celles de bien des malades soignés en ville, et chez lesquels (contrairement à ce qui se passe à l'hôpital) le mal, pris de bonne heure, put être enrayé, grâce à ce traitement qu'il convient d'instituer, même dans les cas légers, en prévision d'une intoxication subséquente possible.

Imp. v^e Camille Mellinet, pl. Pilori, 5. — L. Mellinet et Cie, sucr^s.

www.ingramcontent.com/pod-product-compliance
Lightning Source LLC
LaVergne TN
LVHW010209060726
842524LV00005B/2089